Tayssir Ben Achour

Caraterísticas específicas do lúpus eritematoso sistémico masculino

Tayssir Ben Achour

Caraterísticas específicas do lúpus eritematoso sistémico masculino

ScienciaScripts

Imprint

Any brand names and product names mentioned in this book are subject to trademark, brand or patent protection and are trademarks or registered trademarks of their respective holders. The use of brand names, product names, common names, trade names, product descriptions etc. even without a particular marking in this work is in no way to be construed to mean that such names may be regarded as unrestricted in respect of trademark and brand protection legislation and could thus be used by anyone.

Cover image: www.ingimage.com

This book is a translation from the original published under ISBN 978-620-6-70784-4.

Publisher:
Sciencia Scripts
is a trademark of
Dodo Books Indian Ocean Ltd. and OmniScriptum S.R.L publishing group

120 High Road, East Finchley, London, N2 9ED, United Kingdom
Str. Armeneasca 28/1, office 1, Chisinau MD-2012, Republic of Moldova, Europe
Managing Directors: Ieva Konstantinova, Victoria Ursu
info@omniscriptum.com

Printed at: see last page
ISBN: 978-620-8-62454-5

CARACTERÍSTICAS ESPECÍFICAS DO LÚPUS ERITEMATOSO SISTÉMICO MASCULINO

PREPARADO PELO DR. TAYSSIR BEN ACHOUR

19-12-2024

ÍNDICE

INTRODUÇÃO

O lúpus eritematoso sistémico (LES) é uma doença autoimune não específica de um órgão, com uma expressão clínica polimorfa. Caracteriza-se pela produção de múltiplos auto-anticorpos, os mais caraterísticos dos quais são dirigidos contra determinados componentes do núcleo, como o ácido desoxirribonucleico (ADN) nativo e os nucleossomas. Foi demonstrado que estes auto-anticorpos desempenham um papel na patogénese da doença, quer ligando-se diretamente ao seu alvo e activando o complemento, levando à lise dos tecidos, quer através da deposição de complexos imunes circulantes ou complexos formados in situ **[1]**. A sua etiopatogénese é ainda debatida. No entanto, muitos factores genéticos, endócrinos, imunológicos e ambientais contribuem para o aparecimento e manutenção desta doença **[2]**.

O LES tende a afetar mulheres jovens em idade fértil, com um rácio de aproximadamente 9 mulheres para 1 homem, de acordo com várias séries **[2,3]**. O lúpus masculino é mais raro, mas é considerado mais grave e mais suscetível de complicações **[4]**. Na Tunísia, os estudos sobre o LES masculino são poucos e envolveram um pequeno número de doentes **[5]**.

O objetivo do nosso trabalho é descrever as caraterísticas epidemiológicas, clínicas e paraclínicas do lúpus masculino, bem como o tratamento e a progressão da doença.

MATERIAIS E MÉTODOS

I. Tipo de estudo :

Trata-se de um estudo retrospetivo, descritivo e unicêntrico realizado no serviço de medicina interna do Hôpital Militaire Principal d'Instruction de Tunis durante um período de 18 anos, de 1 de janeiro de 2000 a 30 de junho de 2018. Recolhemos 21 registos de doentes com lúpus do sexo masculino hospitalizados durante este período.

II. População estudada

Incluímos 21 doentes lúpicos com o diagnóstico de LES de acordo com os critérios de classificação do American College of Rheumatology (ACR) revistos em 1997 (anexo 1).

1. Inclusão :

✓ Sexo masculino

✓ Idade igual ou superior a 16 anos

2. Critérios de não-inclusão :

✓ Pacientes ambulatórios com lúpus

✓ Sexo feminino

1. Critérios de exclusão :

✓ Ficheiros que não podem ser utilizados

✓ Doentes que perderam o seguimento

III. Considerações éticas

O nosso estudo foi aceite pelo comité de ética da Faculdade de Medicina de Sousse.

IV. Recolha de dados :

1. **Dados epidemiológicos, clínicos, paraclínicos, terapêuticos e de desenvolvimento:**

As caraterísticas epidemiológicas, clínicas, biológicas, imunológicas, radiológicas, terapêuticas e evolutivas de cada doente lúpico foram recolhidas numa ficha de informação pré-estabelecida.

1.1.Dados epidemiológicos :

✓ Foram identificadas as seguintes:

Dados anamnésicos: idade, antecedentes pessoais, antecedentes familiares de doenças auto-imunes, modo de aparecimento da doença, idade de aparecimento da doença, etc.

1.2.Dados clínicos :

✓ Sinais gerais (febre, astenia, perda de peso)

✓ Manifestações mucocutâneas (fotossensibilidade, erupção cutânea malar, úlceras na boca, lúpus discordante, alopécia, púrpura, fenómeno de Raynaud, livedo, etc.).

✓ Manifestações reumatológicas (artralgia, artrite, mialgia, miosite)

✓ Manifestações cardíacas (pericardite, endocardite, miocardite),

✓ Manifestações pleuropulmonares (envolvimento do parênquima, pleurisia, HAP)

✓ Manifestações neurológicas centrais e periféricas

✓ Manifestações renais (proteinúria, hematúria, síndrome nefrótica, edema, insuficiência renal, recurso à hemodiálise) com dados da biopsia renal.

✓ Perturbações do aparelho digestivo (hemorragia digestiva, pancreatite, etc.)

1.3 Dados para-clínicos :

1.3.1. Ensaios biológicos :

• Hemograma, exames inflamatórios: velocidade de sedimentação (VHS), proteína C reactiva (PCR), fibrinogénio, eletroforese de proteínas (PEE); exames urinários (creatininemia, ureia no sangue, proteinúria de 24 horas, ECBU).

• Parâmetros imunológicos: anticorpos antinucleares (ANA), anticorpos anti-DNA nativos, anticorpos anti-Sm, anticorpos anti-SSA, anticorpos anti-SSB, anticorpos anti-Rnp, anticorpos antifosfolípidos (anticoagulante circulante do tipo lúpus, anticorpos anti-cardiolipina, anticorpos anti-glicoproteína B21), doseamento das fracções C3 e C4 do complemento.

1.3.2. Outros exames para-clínicos :

Radiografia do tórax, tomografia computorizada (TC), ressonância magnética (RM), ecografia cardíaca, eletromiograma (EMG), etc.

1.4 Gestão terapêutica

■ Regras de higiene e de alimentação.

■ Medicamentos prescritos: Anti-inflamatórios não esteróides (AINE), antimaláricos sintéticos (AME), corticosteróides (doses, métodos, duração), imunossupressores (ciclofosfamida, azatioprina, micofenolato de mofetil (MMF), metotrexato, bioterapias (anti CD20), etc.).

- **1.5 Evolução futura**

Foram descritas remissões completas, estabilizações, complicações e mortes. A atividade da doença foi estudada através do cálculo do índice de atividade da doença do lúpus eritematoso sistémico (SLEDAI), que foi desenvolvido em 1992 para a atividade global da doença. É composto por 24 itens que abrangem 9 domínios e não inclui sintomas subjectivos. Foram sugeridas várias modificações desta pontuação, mas a mais utilizada é a que foi proposta para o ensaio SELENA: SLEDAI-SELENA **(Anexo 2)**.

V. Estudo estatístico :

- Os dados dos doentes foram introduzidos e analisados utilizando o Microsoft Excel 2016.
- A análise estatística foi efectuada com recurso ao software IBM SPSS Statistics versão 21. Foram calculadas frequências simples e frequências relativas (percentagens) para as variáveis qualitativas. Para as variáveis quantitativas, calculámos as médias, medianas e

desvios-padrão e determinámos os valores extremos.

VI. Pesquisa bibliográfica :

A bibliografia do nosso trabalho foi estabelecida através da consulta das bases de dados Medline e Embase e dos arquivos de teses da Faculdade de Medicina de Tunes. Os motores de busca utilizados foram o : Pub Med e Sciencedirect

VII. Conflitos de interesses :

Não é necessário declarar qualquer conflito de interesses.

RESULTADOS

1. Caraterísticas da população do estudo :

1.1 Caraterísticas epidemiológicas :

1.1.1 Género :

O nosso estudo envolveu 21 homens com LES.

1.1.2. Idade:

A idade de início da doença lúpica nos indivíduos do sexo masculino foi de 35,2 anos, com um desvio padrão de 14,1 anos e extremos de idade que variaram entre 11 e 84 anos. A idade média na altura do estudo era de 37,8 anos.

1.1.3. História familiar de LES :

Um doente tinha uma história familiar de LES.

1.2.Caraterísticas clínicas

1.2.1Os eventos inaugurais do LES :

Na nossa série, as manifestações reumatológicas foram indicativas de LES em 10 doentes (47,6% dos casos). A Figura 1 mostra a frequência das diferentes manifestações inaugurais do LES nos doentes da nossa série.

1.2.2. Sinais gerais

Foram observados sinais gerais em 10 doentes (47,6% dos casos). Uma febre de 38-38,5 sem causa infecciosa estava presente em 8 doentes (38,1%). Foi observada perda de peso em dois doentes (9,5%) e astenia num (4,8%).

1.2.3. Manifestações mucocutâneas

O envolvimento mucocutâneo foi observado em 17 doentes (81%). A fotossensibilidade e o rash malar foram encontrados, respetivamente, em 11 e 10 doentes da nossa série (52,4% e 47,6%). A síndrome de Raynaud estava presente em 4 doentes (19%). A púrpura vascular foi observada em 3 doentes (14,3%) e um doente tinha lúpus discordante (4,8%). A frequência das várias manifestações cutâneas e mucosas é apresentada na Figura 2.

1.2.4. Manifestações do sistema músculo-esquelético :

Foram observadas artralgias de tipo inflamatório em todos os doentes. A poliartralgia assimétrica que afectava as grandes e pequenas articulações estava presente em todos os casos. Foi observada artrite não destrutiva e não deformante em 6 doentes (28,6% dos casos). As mialgias estavam presentes em 4 doentes (19%). A miosite esteve presente em 2 doentes (9,5%). O quadro I resume as manifestações reumatológicas dos nossos doentes.

Tabela I: Sintomas reumatológicos nos nossos doentes

Artralgia	21 (100%)
Artrite	6 (28,6%)
Mialgias	4 (19%)
Miosite	2 (9,5%)

1.2.5. Doenças renais

Quinze doentes apresentavam envolvimento renal (71,4% dos casos). Clinicamente, três doentes (14,3%) apresentavam edema branco, mole, de aspeto renal.4 (19%) tinham hipertensão arterial.13 (61,9%) doentes tinham proteinúria positiva, associada a síndrome nefrótico em 4 (19%).Sete (33,3%) doentes tinham hematúria microscópica. A insuficiência renal foi observada em nove doentes (42,9% dos casos), com hemodiálise em cinco casos (23,8% dos casos). A Tabela II mostra as diferentes apresentações clínico-biológicas do envolvimento renal na nossa série.

Quadro II: Diferentes apresentações clínico-biológicas da lesão renal

HTA	4 (19%)
Hematúria	7 (33,3%)
Proteinúria	13 (61,9%)
Edema	3 (14,3%)
Síndrome nefrótica	4 (19%)
Insuficiência renal	9 (42,9%)
Hemodiálise	5 (23,8%)

Foi efectuada uma biópsia renal em 10 casos, revelando 5 casos de nefropatia lúpica de classe IV, 3 casos de classe III, 1 caso de classe V e um caso de classe I.

1.2.6 Manifestações cardíacas

Em nossa casuística, 10 pacientes (47,6%) apresentaram comprometimento cardíaco. Foi realizada ecografia cardíaca em todos os doentes, tendo sido observada pericardite em 42,9% dos casos. A Figura 2 mostra um vazamento aórtico no Doppler colorido em um paciente de nossa série.

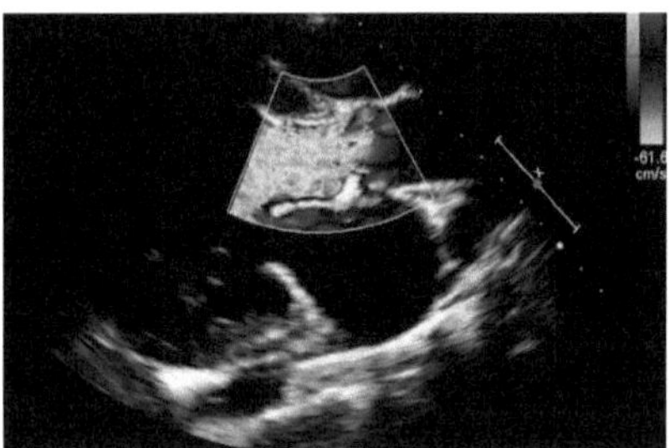

As diferentes manifestações cardíacas destes doentes são apresentadas na Tabela III.

Tabela III: Manifestações cardíacas em homens com lúpus

Cardíaco	10 (47,6%)
Dor no peito	7 (33,3%)
Palpitações	1 (4,8%)
Dispneia	8 (38 1%)
Pericardite	9 (42 9%)
Miocardite	1 (4 8%)
Endocardite	0
Valvulopatia	6 (28 6%)

1.2.7 Manifestações pleuropulmonares

Doze doentes (57,1%) apresentavam envolvimento pulmonar. O derrame pleural foi observado em 6 doentes (28,6%), a hipertensão arterial pulmonar em 3 doentes (14,3%) e a doença pulmonar intersticial difusa em 3 casos. A combinação de pericardite e derrame pleural foi observada em 5 casos (23,8%).

O quadro IV resume as doenças pleurais e pulmonares dos nossos doentes.

Quadro IV: Doenças pleuropulmonares nos nossos doentes

HAP	3 (14,3%)
Pleuresia	6 (28,6%)
Doença pulmonar intersticial	3 (14,3%)

1.2.8Manifestações neuropsiquiátricas

Foram encontradas manifestações neuropsiquiátricas de origem central em 4 doentes (19% dos casos). Foram observadas perturbações cognitivas, como confusão, em 3 doentes (14,3%). A Figura 3 mostra o envolvimento neurológico parenquimatoso na RM cerebral de um doente de 17 anos que apresentou uma convulsão tónico-clónica generalizada.

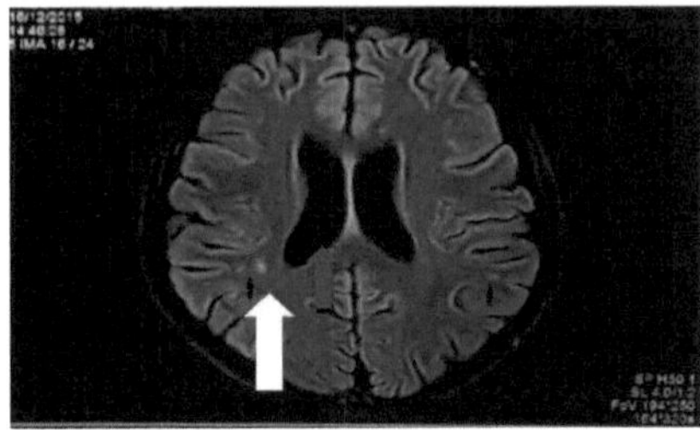

Figura 3: Secção axial de uma RMN cerebral mostrando lesões desmielinizantes subcorticais em hipersinal T2 Flair.

A neuropatia periférica foi observada em quatro casos (19%).

1.2.9 Manifestações hematológicas

As manifestações hematológicas foram observadas em 13 doentes da nossa série (61,9% dos casos). Dois doentes desenvolveram síndrome de ativação macrofágica durante o curso da doença. Três doentes apresentavam uma síndrome de Evans que combinava anemia hemolítica autoimune e trombocitopenia periférica.

O quadro V resume as várias doenças hematológicas encontradas na nossa série.

Tabela V: Doenças hematológicas encontradas na nossa série

Anemia	13 (61,9%)
Anemia hemolítica autoimune	4 (19%)
Trombocitopenia	8 (38,1%)
Linfopenia	4 (19%)
Leucopénia	9 (42,85%)

1.2.10Doenças do aparelho digestivo

Cinco doentes da nossa série (23,8% dos casos) apresentavam sintomas digestivos. A dor abdominal estava presente em 5 doentes (23,8%) e um doente (4,8%) apresentava diarreia aquosa; não se registaram casos de hemorragia digestiva ou pancreatite.

Caraterísticas paraclínicas :

1.3.1. Anomalias biológicas :

Na altura do estudo, 16 doentes (76%) apresentavam uma síndrome inflamatória biológica. A PCR era > 50 mg/l em seis casos (28,5%). A velocidade de sedimentação na primeira hora estava elevada em 17 doentes (80% dos casos).

1.3.2. Anomalias imunológicas :

Todos os doentes da nossa série foram submetidos a testes e ensaios para a deteção de NAA. Estes foram positivos em 19 doentes, ou seja, 90,5% dos casos. A Tabela VI descreve as anomalias imunológicas dos homens com lúpus.

Tabela VI: Distribuição dos doentes de acordo com as anomalias imunológicas.

AA+	19 (90,5%)
anti-DNA +	15 (71,4%)
antiS+	8 (38,1%)
antiSS+	7 (33,3%)
antiSSB+	1 (4,8%)
C3 diminui	9 (45%)
C4 diminui	9 (45%)
anti cardiolipinas	1 (4,8%)
anti B2Gp1	0

1.4. Tratamento terapêutico :

11.4.1 Antimaláricos sintéticos (AMS) :

Foram prescritos PSAs para todos os doentes.

1.4.2 Corticosteróides :

A terapêutica com corticosteróides sistémicos foi prescrita em 18 doentes (85,7%). Foi iniciada por boli de metilprednisolona em 10 doentes (47,6%).

1.4.3 Imunossupressores :

Foram prescritos medicamentos imunossupressores a 16 doentes com lúpus (76,1%). Estes doentes apresentavam lesões viscerais graves, como nefropatia lúpica proliferativa ativa, neurolúpus ou lesões cardíacas, ou tinham desenvolvido corticorresistência ou corticodependência.

Quadro VII: Diferentes tratamentos administrados aos nossos pacientes

Corticóides	18 (85,7%)
Bolus 1g/d x 3d	10 (47,6%)
10-20 mg/d	0
0,5 mg/kg/dia	2 (9,5%)
1 mg/kg/dia	15 (71,4%)
Antimaláricos sintéticos	21 (100%)
Ciclofosfamida	7 (33,3%)
Azatioprina	4 (19%)
Micofenolato de mofetil	4 (19%)
Anti cd 20	1(4,8%)

1.5. Evolução :

1.5.1 Atividade da doença (SLEDAI) na altura do estudo :

Quinze doentes do sexo masculino (71,4%) tinham uma pontuação no SLEDAI maior ou igual a 11, ou seja, atividade da doença alta a muito alta. O quadro VIII resume o nível de atividade da doença nos nossos doentes.

Quadro VIII: Nível de atividade da doença nos nossos doentes

Pontuação SLEDAI	Nível de atividade	Género Masculino
Entre 1 e 5	Atividade ligeira	2 (9,5%)
Entre 6 e 10	Atividade média	4 (19%)
Entre 11 e 19 anos	Alta atividade	11 (52,4%)
20	Atividade muito elevada	4 (19%)

1.5.2 Complicações infecciosas :

Onze doentes (52,4%) tiveram complicações infecciosas. Quatro doentes (5,25%) desenvolveram uma infeção viral. Três estavam infectados com o vírus da varicela zoster (VZV). Um doente tinha sido infetado pelo citomegalovírus (CMV). Em todos os casos, tratava-se de uma reativação viral. Três doentes tinham desenvolvido uma infeção pulmonar, uma das quais causada por Klebsiella pneumoniae . Um doente teve orquiepididimite. Um doente teve septicémia por salmonela e outro por alcaligenes Xyloxidans. Dois doentes apresentaram tuberculose, uma multifocal e outra pulmonar. Dois doentes tinham candidíase orofaríngea e um doente tinha aspergilose pulmonar. Todos os doentes tiveram uma evolução favorável, exceto um homem que desenvolveu pneumonite infecciosa hipoxémica.

1.5.3 Complicações medicamentosas :

As complicações medicamentosas registadas pelos nossos doentes estão resumidas no quadro IX.

Tabela IX: Complicações medicamentosas nos nossos doentes

Complicações	Doentes
Osteopenia	1 (4,8%)
Osteonecrose asséptica	2 (9,5%)
Oculotoxicidade para PSA	1 (4,8%)

DISCUSSÃO

I Dados epidemiológicos :

I.1. o género :

O lúpus eritematoso sistémico é uma doença que afecta principalmente as mulheres adultas, raramente afectando os homens. O rácio entre o sexo feminino e masculino varia na literatura entre 5,8:1 **[1]** e 19,2:1 **[3]**. Devido à natureza particular da população estudada na nossa série (população militar), o sexo masculino foi bastante significativo.

I.2. Idade:

A idade média dos doentes no nosso estudo foi de 35,2 anos, em comparação com 48,9 anos no estudo de Rees **[1]**.

I.2 História familiar de lúpus :

O LES familiar é raro. A sua frequência varia de 4 a 12% de acordo com os estudos **[4]**. Na nossa série, apenas um doente tinha história familiar de lúpus. Em 2003, um estudo multicêntrico da Sociedade Tunisina de Medicina Interna encontrou uma história familiar de LES em 2% dos doentes **[5]**.

I. Manifestações clínicas :

A expressão clínica do LES é polimorfa, afectando vários órgãos em graus variáveis

I.1. Manifestações clínicas do LES:

Na nossa série, as manifestações do LES foram variadas. As manifestações reumatológicas, principalmente artralgias, foram as mais frequentes no início da doença. Estiveram presentes em 47,6% dos doentes no início da doença. Seguiram-se as manifestações mucocutâneas e renais, que ocorreram em 19% dos doentes. Os sinais gerais estavam presentes no início do LES em 9,5% dos casos. Esses resultados não são consistentes com os de um estudo de 2016 com 61 pacientes com lúpus **[6]**. Neste estudo, os sinais gerais foram o modo mais frequente de início: Astenia e febre foram encontradas no início do LES em 91,8% e 88,5% dos pacientes, respetivamente. As artralgias estiveram presentes em 90,2% dos doentes.

II.2 Sinais gerais :

Os sinais gerais são bastante comuns no LES. Geralmente reflectem a natureza progressiva da doença. A febre e a astenia são os sinais mais comuns. A febre, por ser o sinal mais frequente, leva à procura de complicações infecciosas, que são muito comuns nesta doença. Na literatura, sua freqüência varia de 36% a 86% **[7]**. Em nossa série, foi encontrada em 38,1% dos pacientes. Na nossa série, a astenia foi observada em 4,8% dos doentes. Deve ser distinguida da astenia devida a outros factores ou a patologias intercorrentes. Em uma série publicada por Gaüzère et al em 2018, a astenia foi encontrada em 72% dos pacientes **[8]**. A perda de peso foi relatada em 9,5% dos pacientes em nossa série. Na mesma série de Gaüzère, a perda de peso foi observada em 30% dos pacientes **[8]**. O aumento de peso pode ser observado durante a evolução da doença. Isto deve-se essencialmente ao uso de corticosteróides **[9].**

II. 3. Manifestações mucocutâneas :

O envolvimento mucocutâneo no lúpus masculino é comum. Encontram-se em 80% dos doentes e podem ocorrer em qualquer fase da doença. Em 25% destes doentes, é o primeiro sinal de LES **[10]**. Na nossa série, as manifestações mucocutâneas foram observadas em 81% dos pacientes. Os nossos resultados estão de acordo com os relatados na literatura. Numa série multicêntrica tunisina conduzida por S. Othmani et al, os indivíduos do sexo masculino desenvolveram menos alopecia **[11]**. Na coorte de Tan et al, que incluiu 1979 doentes, 157 dos quais eram do sexo masculino, os homens desenvolveram significativamente menos manifestações cutâneas (erupção cutânea malar, fotossensibilidade, fenómeno de Raynaud, ulceração oral, alopecia) **[12].**

II.4.Sintomas reumatológicos :

As manifestações reumatológicas no LES masculino são frequentes. São inaugurais em mais de metade dos casos e encontram-se em 95% dos doentes durante o curso da doença **[13]**. Os sintomas mais comuns são as dores articulares inflamatórias que afectam as grandes e pequenas articulações, poupando a coluna vertebral. Na nossa série, a artralgia esteve presente em 100% dos doentes, estando associada a artrite em 28,6% dos doentes. É mais frequente de acordo com a literatura **[12, 14, 15]**. O dano muscular pode estar associado ao dano articular no LES, levando a um aumento do desconforto funcional **[16]**. Na maioria dos casos, esta lesão muscular manifesta-se por mialgias simples ou associadas a miosite.

No nosso estudo, o envolvimento muscular foi menos frequente do que na literatura. As mialgias ocorreram em cerca de 19% dos doentes e a miosite foi encontrada em 9,5%. Uma revisão da literatura mostrou que a fraqueza muscular e a mialgia estão presentes em 70% dos doentes com lúpus. A miosite é descrita em 7 a 15% dos casos **[13]**.

II.5. Danos nos rins :

A nefropatia lúpica no ser humano é uma das manifestações mais frequentes e graves do LES. Determina as opções terapêuticas adoptadas e o prognóstico vital dos doentes. O quadro clínico é pleomórfico, variando desde proteinúria assintomática até glomerulonefrite rapidamente progressiva. progressiva. Na nossa série, a nefropatia lúpica foi encontrada em 71% dos doentes. A progressão para insuficiência renal terminal com recurso a hemodiálise foi registada em 23,8% dos doentes. Na coorte de Tan**[12]** et al, que incluiu 1979 doentes, 157 dos quais eram do sexo masculino, os homens desenvolveram significativamente mais manifestações renais (proteinúria, hematúria, síndroma nefrótico, insuficiência renal). Do mesmo modo, numa série de Borba et al**[14]**, a insuficiência renal foi mais frequente nos homens.

II.6. Sintomas cardiovasculares :

O envolvimento cardíaco no LES pode envolver as três túnicas, as válvulas cardíacas e as artérias coronárias. A pericardite continua a ser a mais frequente, podendo estar latente e associada a pleurisia. Numa série de Tan al, a pericardite esteve presente em 25% dos doentes **[12]**; no nosso estudo, a pericardite foi mais frequente, ocorrendo em 42,9% dos doentes. A incidência de miocardite ficou em torno de 4,8%. Não houve casos de endocardite de Libman Sacks em nossa casuística.

II.7. Manifestações pleuropulmonares :

O envolvimento pleuropulmonar no LES é menos comum do que outras manifestações sistémicas. A sua prevalência está estimada em 30% nos doentes lúpicos **[19-20] e** é dominada pela pleurisia, mas pode também manifestar-se como doença pulmonar intersticial difusa ou hemorragia alveolar. Na nossa série, as manifestações pulmonares foram registadas em 57,1% dos doentes. O envolvimento pleural e a doença pulmonar intersticial difusa foram encontrados em 28,6 e 14,3% dos doentes, respetivamente. Estes resultados estão de acordo com os relatados na literatura **[14,17]**. A hipertensão arterial pulmonar é uma complicação rara do LES, sua prevalência varia de 0,5 a 17,5% dos casos **[17]**. Em nossa casuística, a HAP foi encontrada em 14,3% dos pacientes.

II.8. Manifestações neuropsiquiátricas :

As manifestações neuropsiquiátricas no LES são diversas e variam em frequência de 18% a 37% consoante as séries **[5,18]**. O envolvimento do sistema nervoso central é mais frequente do que o do sistema nervoso periférico. Na nossa série, as perturbações cognitivas estiveram presentes em 14,3% dos casos, as convulsões em 4,3% e a neuropatia periférica em 19%.

II.9. Doenças do aparelho digestivo :

A prevalência de lesões digestivas no LES masculino situa-se entre 25 e 40%, e é na maioria das vezes inerente aos métodos terapêuticos ou às infecções intercorrentes [21]A sintomatologia é dominada pela dor, náuseas, vómitos, diarreia e hemorragia digestiva. hemorragia. Na nossa série, as manifestações digestivas estiveram presentes em 23.dos doentes. Este número está de acordo com a literatura **[22]**.

II.10. Manifestações hematológicas :

As manifestações hematológicas são extremamente frequentes no LES. As três linhas sanguíneas podem ser afectadas, mas a anemia é a mais comum, com uma prevalência que varia entre 52% e 75%, dependendo do estudo **[5, 22, 23]**. 3 a 26% dos casos desta anemia podem ser hemolíticos **[5, 8, 14, 22, 24]**. O mecanismo da anemia deve ser determinado para instituir o tratamento adequado. A linfopenia está presente em 26-75% dos doentes com lúpus. A trombocitopenia está frequentemente latente durante o LES, independentemente do sexo, e a sua prevalência varia entre 15 e 25% **[2, 6, 14, 22]**. Na nossa série, a anemia esteve presente em 61,9% dos doentes, sendo hemolítica em 19% dos casos. A linfopenia e a trombocitopenia ocorreram em 19% e 38,1%, respetivamente. Na coorte de Tan et al, os homens desenvolveram perturbações hematológicas (linfopenia e trombocitopenia) mais frequentemente do que as mulheres **[23]**.

As anomalias anomalias imunológicas:

Na série de Al Renau et al, os indivíduos do sexo masculino tiveram uma freqüência significativamente maior de cardiolipinas Ig Manti **[15]**. Na coorte de Tan et al, uma positividade significativamente maior de anticorpos nativos anti-Sm e anti-DNA, bem como uma queda mais significativa na fração C3 do complemento foram observadas em indivíduos do sexo masculino **[12]**. Nos resultados da meta-análise de Boodhoo et al, a frequência de anticorpos anti-DNA nativos foi significativamente maior nos homens, a de anticorpos AAN e a queda na fração C3 do complemento foram significativamente menores nos mesmos indivíduos **[17]**

A tabela abaixo compara o perfil imunológico dos doentes da nossa série com o encontrado em vários estudos.

	A nossa série	E.Borba et al [14]	L.Gaüzère et Al [8]	B.Louzir et al [5]
AAN	95,8%	100%	99%	92%
Anticorpos de ADN nativo	64,9%	35,1%	70%	74%
Anti Sm	31,9%	21,8%	37%	57%
Ac anti SSA	37,6%	31,6%	47%	52%
Anticorpo SSB	6,5%	7%	24%	34%
Diminuição de C3 e C4	C3 : 44,3 %C4 : 44,8%	--	53%	C3 : 61% C4 : 75%

IV. Tratamento terapêutico :

O tratamento do LES depende do órgão afetado e da gravidade dos sintomas. Pode variar desde o tratamento local para formas cutâneas, ou um curso de AINEs para condições reumatológicas, até à terapia imunossupressora agressiva **[22]**.

IV.1. Anti-inflamatórios não esteróides (AINEs):

São utilizados nas formas ligeiras de LES, nomeadamente para o envolvimento articular ligeiro. Este facto explica o baixo número de doentes medicados com AINEs na nossa série (3 doentes, ou seja, 3,1%), uma vez que se tratava de doentes hospitalizados por sintomas mais graves. Na série de L. Gaüzère et al, o tratamento com AINEs foi prescrito em 19% dos doentes **[8]**.

IV.2. Antimaláricos sintéticos :

As propriedades imunomoduladoras desta classe terapêutica permitem a sua utilização no tratamento das formas cutânea e articular da doença. Na nossa série, todos os doentes (100%) receberam tratamento com PSA. Esta percentagem é semelhante à da série de L. Gaüzère et al, que foi de 98% **[8]**.

IV.3. Corticosteróides :

Esta é a categoria mais utilizada no tratamento das formas agudas do LES. A dose e a via de administração variam de acordo com a gravidade da doença. a doença e os órgãos afectados **[22]**. Na nossa série, a terapêutica com corticosteróides a longo prazo foi prescrita em 85,7% dos doentes.

IV.4. Imunossupressores :

São utilizados nas formas viscerais graves do LES, nomeadamente nas formas renais, mas também nas formas cortico-resistentes. A tabela abaixo compara a frequência de utilização de imunossupressores em doentes com LES da nossa série e da série de L.Gaüzère e Al

Imunossupressores	A nossa série (%)	L.Gaüzère et al [8] (%)
Ciclofosfamida	21 (100%)	23
Azatioprina	7 (33,3%)	28
Metotrexato	4 (19%)	28
MMF	4 (19%)	24

V. O perfil em evolução :

V.1. Atividade da doença: SLEDAI :

A pontuação SLEDAI foi utilizada nos doentes da nossa série para avaliar o nível de atividade da doença. Quinze doentes do sexo masculino (71,4%) tinham uma pontuação SLEDAI maior ou igual a 11, ou seja, atividade da doença alta a muito alta. Estes resultados são consistentes com os da série de R. Cervera et al, em que a pontuação média do SLEDAI foi mais elevada no sexo masculino e a percentagem de doentes com uma pontuação SLEDAI superior a 10 foi também mais elevada no sexo masculino.

V.2. Complicações infecciosas :

A infeção é uma das principais causas de mortalidade no LES. Vários factores predispõem a complicações infecciosas, tais como a própria doença lúpica, mas também as terapêuticas utilizadas **[24]**. Na nossa série, 11 doentes (52,4%) desenvolveram pelo menos um episódio infecioso. Este resultado está de acordo com a frequência de infecções no LES descrita na literatura: 44,5% na série tunisina de M.Jallouli et al **[4]**, e 32,05% na série marroquina de K.Echchil ali et al **[24]**. Neste estudo, um doente lúpico a tomar imunossupressores morreu de pneumonite infecciosa hipoxémica rapidamente progressiva.

V.3. Complicações não infecciosas :

Estas complicações são essencialmente os efeitos secundários das terapêuticas utilizadas. As lesões ósseas e a diabetes induzida pelo córtico são as complicações mais frequentes. A tabela abaixo compara a frequência de algumas destas complicações na nossa série e na série de L.Gaüzère et al **[8]**.

	Our series (%)	L.Gaüzère et Al (%)
[illegible]	4,8	5,7
[illegible]	9,5	2,4

V.4. Progressão :

A evolução da doença na nossa série foi marcada por remissão completa em 47,6% dos doentes. A taxa de sobrevivência foi de 95,2%. Na série de R. Cervera et al, a análise das percentagens de doentes que desenvolveram recidivas não mostrou diferenças significativas entre os doentes de ambos os sexos **[3]**. Vários estudos publicados referem também um pior prognóstico para os doentes com lúpus do sexo masculino **[15]**. Na série de Tan et al, a mortalidade foi significativamente mais elevada nos doentes do sexo masculino **[12]**.

VI. Limites do estudo

Trata-se de um estudo descritivo e não de uma comparação entre os dois géneros.

VII. Benefícios do estudo

O principal interesse do nosso estudo foi aprofundar o nosso conhecimento do lúpus nos homens tunisinos. Dada a particularidade da população da nossa série (população militar), tivemos um bom número de doentes do sexo masculino.

VIII. Perspectivas

Este estudo poderia fazer parte de um estudo multicêntrico nacional destinado a estudar as particularidades do LES nos homens da Tunísia.

	A nossa série		Borba et al [14]	AI Renau et al [15]	Tan et al [12]
	%	%	%	%	%
Erupção cutânea da malária	52,4	71	69,4	64,4	39,7
Fotossensibilidade	47,6	41	75	35,6	40,4
Doença de Raynaud	19	26			35,7
Úlceras orais	4,8	12,5	15,3	13,3	34
Alopécia	0	12,5		15,6	28,2
Danos nas articulações	66,7	95	88,9	93,3	87,3
Pericardite	42,9	37,5	11,1		25
Pleuresia	28,6	20	25		41,7
Anemia hemolítica	19	12,5	5,6	4,4	12,8
Linfopenia	19	46	30,6	84,4	49,4
Trombocitopenia	38,1	12,5	15,3	11,1	28,8
Danos nos rins	71,4	66	47,2	31,1	
Insuficiência renal	42,9	12,5		4,4	34,1
Danos no SNC	19	12,5	8,3	26,7	
Neuropatia periférica	19	0			

CONCLUSÃO

O lúpus eritematoso (LES) é uma doença autoimune que afecta particularmente as mulheres , mas raramente ocorre nos homens. Poucos estudos investigaram as caraterísticas específicas do lúpus masculino. Existem grandes diferenças clínicas entre o lúpus masculino e o feminino. O LES masculino é conhecido por ser mais propenso a complicações
Na nossa série de doentes lúpicos do sexo masculino, as manifestações mais frequentes do LES foram as reumatológicas, presentes em 47,6% dos doentes, seguidas das manifestações mucocutâneas e renais em 19% dos doentes.

A análise clínica dos doentes da nossa série permitiu-nos determinar as afecções mais frequentemente desenvolvidas no decurso do LES masculino: as manifestações reumatológicas (principalmente artralgias) estiveram presentes em todos os doentes, seguidas das manifestações mucocutâneas (principalmente exantema malar e fotossensibilidade), que estiveram presentes em 81% dos doentes. O envolvimento renal esteve presente em 71,4% dos doentes. Verificou-se uma elevada prevalência de manifestações cardíacas e pleurais nos homens. Quinze doentes do sexo masculino (71,4%) tinham uma pontuação SLEDAI de 11 ou superior, representando uma atividade da doença alta a muito alta. As complicações infecciosas foram dominadas por pneumopatias e infecções do trato urinário. As complicações não infecciosas foram essencialmente efeitos indesejáveis do tratamento, em particular dos corticosteróides. Um estudo multicêntrico envolvendo um maior número de homens afectados pelo lúpus seria um projeto para outro estudo, a fim de fornecer uma imagem mais precisa das caraterísticas do LES masculino na Tunísia.

REFERÊNCIAS

1. Meyer O. Lúpus eritematoso sistémico. EMC - Reumatologia-Ortopedia. Jan 2005; 2(1):1-32.

2. Cervera R, Doria A, Amoura Z, Khamashta M, Schneider M, Guillemin F, et al. Patterns of systemic lupus erythematosus expression in Europe (Padrões de expressão do lúpus eritematoso sistémico na Europa). Autoimmunity Reviews. junho de 2014;13(6):621-9

3. Vila LM. Manifestações clínicas precoces, atividade da doença e danos do lúpus eritematoso sistémico em duas subpopulações hispânicas distintas dos EUA. Rheumatology. 16 Dez 2003;43(3):358-63.

4. Jallouli M, Frigui M, Marzouk S, Mâaloul I, Kaddour N, Bahloul Z. Infectious complications in systemic lupus erythematosus: a study of 146 patients. La Revue de Médecine Interne. agosto de 2008;29(8):626-31.

5. Louzir B, Othmani S, Ben Abdelhafidh N. Systemic lupus erythematosus in Tunisia. Estudo multicêntrico nacional. Cerca de 295 observações. La Revue de Médecine Interne. Dez 2003;24(12):768-74.

6. Batool S, Ahmad NM, Saeed MA, Farman S. Pattern of initial clinical manifestations of systemic lupus erythematosus in a tertiary care hospital. Jornal de Ciências Médicas do Paquistão [Internet]. 19 set 2016 [citado 3 mar 2019];32(5).

7. Timlin H, Syed A, Haque U, Adler B, Law G, Machireddy K, et al.

Febre em doentes adultos com lúpus. Cureus. 22 Jan 2018.

8. Gaüzère, L., Gerber, A., Renou, F., Ferrandiz, D., Bagny, K., Osdoit, S., Yvin, J. e Raffray, L. (2018). Caraterísticas do lúpus eritematoso sistémico na Ilha da Reunião: um estudo retrospetivo na população adulta do CHU de Saint-Denis. La Revue de Médecine Interne.

9. Fortuna G, Brennan MT. Lúpus Eritematoso Sistémico. Clínicas Dentárias da América do Norte. outubro de 2013;57(4):631-55.

10. Doffoel-Hantz V, Savi V. Principais manifestações dermatológicas do lúpus eritematoso sistémico. Pharmaceutical News. junho de 2017;56(567):22-5.

11. Othmani S, Louzir B. Lúpus sistémico em 24 homens tunisinos: análise clínico-biológica e evolutiva. La Revue de Médecine Interne. Dez 2002;23(12):983-90.

12. Tan TC, Fang H, Magder LS, Petri MA. Differences between Male and Female Systemic Lupus Erythematosus in a Multiethnic Population (Diferenças entre Lúpus Eritematoso Sistémico Masculino e Feminino numa População Multiétnica). O Jornal de Reumatologia. abril de 2012;39(4):759-69.

13. Dernis E, Puéchal X. Manifestações articulares e musculares do lúpus. Revista do Ritmo. Fev. 2005;72(2):150-4.

14. Borba E, Araujo D, Bonfá E, Shinjo S. Caraterísticas clínicas e imunológicas de 888 pacientes brasileiros com lúpus sistêmico de uma coorte monocêntrica: comparação com outras populações. Lupus. junho 2013;22(7):744-9.

15. Renau A, Isenberg D. Lúpus masculino versus lúpus feminino: uma comparação da etnia, caraterísticas clínicas, serologia e resultados ao longo de um período de 30 anos. Lupus. Set 2012;21(10):1041-8.

16. Ben Yahia W, Atig A, Bouker A, Zallema D, Zaglaoui H, Nouira R, et al. Envolvimento muscular durante o lúpus eritematoso sistémico. La Revue de Médecine Interne. junho de 2018;39:A235-6.

17. Boodhoo KD, Liu S, Zuo X. Impacto das disparidades sexuais nas manifestações clínicas em doentes com lúpus eritematoso sistémico: A systematic review and meta-analysis. Medicine. Jul 2016;95(29):e4272.

18. Kado R. Systemic Lupus Erythematosus for Primary Care (Lúpus Eritematoso Sistémico para Cuidados Primários). Atenção Primária: Clínicas em Prática de Consultório. junho de 2018;45(2):257-70.

19. Klii R, Chaabene I, Bennasr M, Kechida M, Hammami S, Jguirim M, et al. Pulmonary involvement during systemic lupus erythematosus. Revue des Maladies Respiratoires. Jan 2018;35:A119.

20. Oubelkacem N, Khammar Z, Hamri L, Atik S, Khoussar I, Ouazzani M, et al. Lung involvement during systemic lupus: is it a mortality fator? La Revue de Médecine Interne. junho de 2016;37:A77.

21. Harouna H, Bouissar W, Echchilali K, Moudatir M, Alaoui F, El Kabli H. Envolvimento digestivo durante o lúpus eritematoso sistémico. Revue du Rhumatisme. nov 2016;83:A185.

22. Yeoh S-A, Dias SS, Isenberg DA. Advances in systemic lupus

erythematosus. Medicine. Fev 2018;46(2):84-92.

23. El Ghazali R, Bouziane H, Moudatir M, Echchilali K, Alaoui F, El Kabli HAnaemia durante o lúpus eritematoso sistémico: cerca de 96 casos numa série de 184 casos. La Revue de Médecine Interne. junho de 2014;35:A89.

24. Echchilali K, Rihani N, Aboudib F, Moudatir M, Alaoui FZ, Elkabli H. Lúpus eritematoso sistémico e infeção - 117 casos. La Revue de Médecine Interne. junho de 2013;34:A53.

25. Rees F, Doherty M, Grainge M, Davenport G, Lanyon P, Zhang W. The incidence and prevalence of systemic lupus erythematosus in the UK, 1999-2012. Anais das Doenças Reumáticas. Jan 2016;75(1):136-41

APÊNDICES

Apêndice 1: Critérios de classificação para o lúpus eritematoso sistémico do Colégio Americano de Reumatologia (ACR), modificados em 1997

Critérios de 1982 modificados em 1997 para a classificação do lúpus eritematoso sistémico
Erupção cutânea da malária Lúpus discoide Fotossensibilidade Úlceras orais Artrite não erosiva de pelo menos duas articulações periféricas Pleurisia ou pericardite Lesões renais (proteinúria > 0,5 g d-1 ou >+++ou cilindros celulares) Convulsões ou psicose Doenças hematológicas : anemia hemolítica ou leucopenia (< 4.000 mm-3 em pelo menos 2 ocasiões) ou linfopenia (< 1.500 mm-3 em pelo menos 2 ocasiões) ou trombocitopenia (< 100.000 mm-3) na ausência de causas relacionadas com medicamentos Anomalia imunológica : anticorpos anti-DNA nativo ou anticorpos anti-Smou nível sérico elevado de anticardiolipina IgG ou M ou teste normalizado positivo para um anticoagulante circulante ou serologia sifilítica falsa (durante pelo menos 6 meses) Anticorpos antinucleares por imunofluorescência (na ausência de fármaco indutor)

Apêndice 2: SLEDAI-SELENA

Score	Manifestations	Definitions
8	Convulsion	Recent onset. Exclusion of metabolic, infectious or other causes. medicinal products
8	Psychosis	Disturbance of normal activity associated with a severe alteration in the perception of reality, including hallucinations, incoherence, impoverished thought content, illogical reasoning, bizarre, disorganised or catatonic behaviour. Includes: hallucinations, incoherence, impoverished thought content, illogical reasoning, bizarre, disorganised or catatonic behaviour, or drug-induced.
8	Damage brain	Impairment of mental functions with problems of orientation, memory or other, of sudden onset fluctuating course. Includes: disturbances of consciousness with reduced ability to concentrate, inability to pay attention, plus at least 2 of the following: perceptual disturbances, incoherent speech, insomnia or daytime sleepiness, increase in the number of hours of sleep per day. or reduced psychomotor activity.
8	Visual disorders	Retinal involvement in lupus. Includes: cytoid nodules, retinal haemorrhages, serous exudates or choroidal haemorrhages, optic neuritis. Exclusion of hypertensive, infectious or drug-induced causes.
8	Cranial nerves	New-onset sensory or motor neuropathy affecting a cranial nerve
8	Headache	Severe, persistent headache, which may be migrainous but resistant to major analgesics.
8	STROKE	Recent cerebrovascular accident. Arteriosclerosis excluded.
8	Vasculitis	Ulcerations, gangrene, painful digital nodules, peri-nail infarcts or histological or arteriographic evidence of vasculitis.
4	Arthritis	More than 2 painful joints with local inflammatory signs (pain, swelling or joint effusion).
4	Myositis	Proximal muscle pain/weakness associated with CPK and/or aldolase or electromyographic changes or biopsy showing signs of vasculitis.
4	Urinary cylinders	Red blood cell cylinders.
4	Haematuria	> 5 g/field in the absence lithiasis, infection or other cause.
4	Proteinuria	> 0.5 GR/24 hours. Recent onset or recent increase of more than 0.5 g/24 hours.
4	Pyuria	> 5 GB/field in absence infection.
2	New rash	Recent appearance or recurrence of an inflammatory skin rash.
2	Alopecia	Recent appearance or recurrence of patchy or diffuse alopecia.
2	Ulcers mucous	Recent appearance or recurrence oral or nasal ulcers.
2	Pleurisy	Chest pain of pleural origin with rubbing or effusion or pleural thickening.
2	Pericarditis	Pericardial pain with at least one of the following symptoms: rubbing, effusion or electro-graphic or ultrasound confirmation.
2	Decline in additional information	Decrease in CH50, C3 or C4< the lower laboratory normal.
2	Rise in anti DNA	Positivity> 25% by the Farr test or level> laboratory normal.
1	Fever	> 38°C in the absence of an infectious cause.
1	Thrombocytopenia	< 100,000 platelets/mm3.
1	Leukopenia	< 3,000 WBC/mm3 in the absence of drug-induced causes.

RESUMO

O lúpus eritematoso sistémico (LES) é uma doença autoimune não específica de um órgão. O lúpus masculino é mais raro, mas é considerado mais grave e mais suscetível a complicações. A nossa série identificou as formas mais comuns de doença desenvolvidas durante o curso do LES masculino: as manifestações reumatológicas (principalmente artralgia) estiveram presentes em todos os doentes, seguidas das manifestações mucocutâneas (principalmente rash malar e fotossensibilidade), que estiveram presentes em 81% dos doentes. O envolvimento renal esteve presente em 71,4% dos doentes. Verificámos uma elevada prevalência de manifestações cardíacas e pleurais nos homens. Quinze doentes do sexo masculino (71,4%) tinham uma pontuação SLEDAI de 11 ou superior, indicando uma atividade da doença alta a muito alta. As complicações infecciosas foram dominadas por pneumonite e infecções do trato urinário. As complicações não infecciosas foram principalmente efeitos adversos do tratamento, em particular dos corticosteróides.

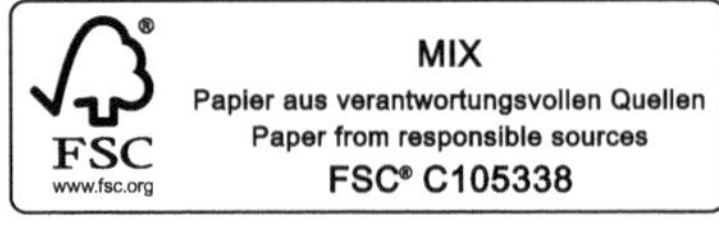

Printed by Books on Demand GmbH, Norderstedt / Germany